BEI GRIN MACHT SICH IHR WISSEN BEZAHLT

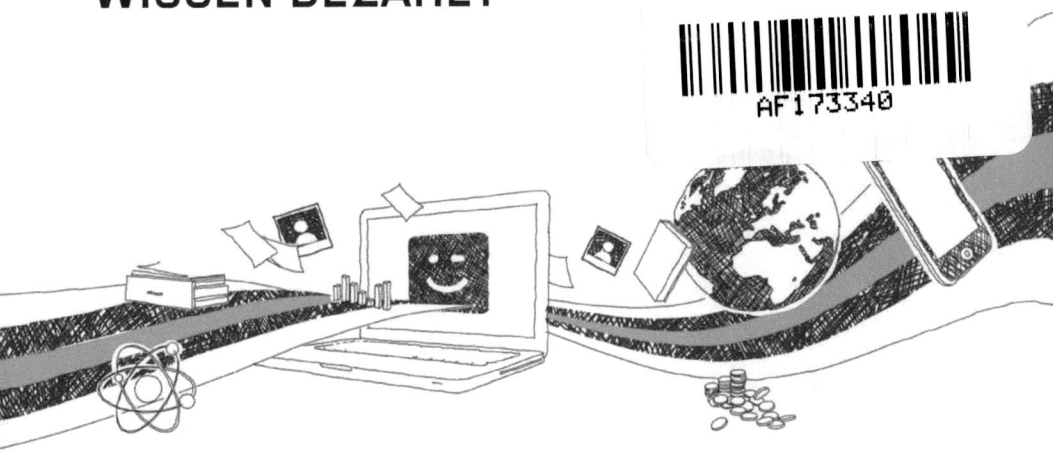

Bibliografische Information der Deutschen Nationalbibliothek:

Die Deutsche Bibliothek verzeichnet diese Publikation in der Deutschen National-
bibliografie; detaillierte bibliografische Daten sind im Internet über http://dnb.d-
nb.de/ abrufbar.

Impressum:

Copyright © 2010 GRIN Verlag, Open Publishing GmbH
Druck und Bindung: Books on Demand GmbH, Norderstedt Germany
ISBN: 9783640590445

Dieses Buch bei GRIN:

http://www.grin.com/de/e-book/148485/das-sozialisationskonzept-von-k-hurrelmann-
zur-bedeutung-der-sozialisation

Marco Meissner

Das Sozialisationskonzept von K. Hurrelmann - Zur Bedeutung der Sozialisation für die Gesundheit

GRIN Verlag

GRIN - Your knowledge has value

Der GRIN Verlag publiziert seit 1998 wissenschaftliche Arbeiten von Studenten, Hochschullehrern und anderen Akademikern als eBook und gedrucktes Buch. Die Verlagswebsite www.grin.com ist die ideale Plattform zur Veröffentlichung von Hausarbeiten, Abschlussarbeiten, wissenschaftlichen Aufsätzen, Dissertationen und Fachbüchern.

Besuchen Sie uns im Internet:

http://www.grin.com/

http://www.facebook.com/grincom

http://www.twitter.com/grin_com

Hamburger Fern-Hochschule

Studiengang Pflegemanagement

Studienzentrum Mannheim

Studienfach Gesundheitswissenschaft

Hausarbeit zum Themenkomplex

Das Sozialisationskonzept von K. Hurrelmann
Zur Bedeutung der Sozialisation für die Gesundheit

Frühjahrssemester 2010

von

Marco Meißner

Abgabedatum:
20.02.2010

Inhaltsverzeichnis

1. Einführung in die Problemstellung

Jeder Mensch hat das Bedürfnis „gesund" zu sein. Gesundheit kann somit als das höchste Gut des Menschen bezeichnet werden.

Gesundheit wird im Alltag oft unreflektiert als die Abwesenheit von Krankheit definiert.

Was bezeichnet der Begriff „Gesundheit" eigentlich?

Den meisten dürfte hier sofort die Definition der Weltgesundheitsorganisation (WHO) in den Sinn kommen. Der zufolge Gesundheit ein Zustand des vollständigen körperlichen, geistigen und sozialen Wohlergehens und nicht nur das Fehlen von Krankheit oder Gebrechen ist („Health is a state of complete physical, mental and social well-being and not merely the absence of disease or infirmity." (WHO: 1946)).

Seit 1946 wird der Gesundheitsbegriff der WHO in der wissenschaftlichen Fachöffentlichkeit diskursiv betrachtet.

Begründet durch die Dominanz der Medizin konzentriert sich unsere Gesellschaft vorrangig auf die Heilung von Krankheiten und weniger auf die Erhaltung der Gesundheit.

In den 1970er Jahren kam es in Deutschland zur (Wieder-) Entstehung der Gesundheitswissenschaften als wissenschaftliche Disziplin die ihren Fokus auf den Erhalt und die Förderung der Gesundheit richtet. Diese Disziplin war in den Jahren vor 1933 in Deutschland bereits recht weit entwickelt. Damals unter dem Namen „Sozialhygiene" als „Wissenschaft von der Erhaltung und Mehrung der Gesundheit" (Hurrelmann 2006b: 11). Der Missbrauch dieser wissenschaftlichen Disziplin durch das NS-Regime führte dazu, dass die Gesundheitswissenschaften nur zögerlich wiederentstehen konnten.

Im Folgenden möchte ich nun das Sozialisationskonzept von Klaus Hurrelmann zusammenfassend darstellen und seine Bedeutung für die Gesundheitswissenschaften erörtern.

2. Sozialisation und Gesundheit

Im Verlauf der Vergesellschaftung wirken verschiedene Faktoren auf den einzelnen Menschen ein. Ökologische, soziale und ökonomische Bedingungen fördern bzw. hemmen die Entwicklung von physischer und psychischer Gesundheit. Die durch diese Bedingungen beeinflusste Persönlichkeitsentwicklung trägt im gesamten Lebensverlauf entscheidend zur Entwicklung des Gesundheitsstatus bei.

2.1 Definitionen von Gesundheit und Krankheit

In der einschlägigen Literatur finden sich stark disziplinär geprägte Definitionen von Gesundheit und Krankheit.

Oft wird Gesundheit als das Fehlen von Krankheit bzw. Krankheit als eine Störung der Gesundheit betrachtet.

Häufig kommt es zur Konzentration auf einen Aspekt (gesund/krank).

Dörner/ Plog definieren Krankheit als „... Störungen im Ablauf der Lebensvorgänge, die mit einer Herabsetzung der Leistungsfähigkeit einhergehen und meist mit wahrnehmbaren Veränderungen des Körpers verbunden sind. (Dörner, Plog 2000, 34). Eine Definition des Gesundheitsbegriffes nehmen sie allerdings nicht vor. Daher kann auch hier Gesundheit nur als das fehlen von Krankheit betrachtet werden.

Das klinische Wörterbuch Pschyrembel definiert Gesundheit als „... das subjektive Empfinden des Fehlens körperl., geistiger und seel. Störungen od. Veränderungen bzw. ein Zustand, in dem Erkr. u. pathol. Veränderungen nicht nachgewiesen werden können" (Hildebrandt 1998: 571).

Krankheit wird dort als „ Störung der Lebensvorgänge in Organen od. im gesamten Organismus mit der Folge von subjektiv empfundenen bzw. objektiv feststellbaren körperl., geistigen bzw. seelischen Veränderungen" (Hildebrandt 1998: 867) beschrieben.

Aus den verschiedenen Definitionsversuchen lässt sich ableiten, dass es bislang keine allgemeingültige Definition von Gesundheit gibt.

4

Wie bereits in der Einleitung erwähnt, sorgte die 1946 in der Gründungsakte der WHO festgeschriebene Definition von Gesundheit für eine bis heute anhaltende konstruktive Diskussion um diesen Begriff. Hurrelmann kritisiert die subjektiv akzentuierte Sichtweise von Gesundheit und Krankheit. Die sich auf den zentralen Begriff des „Wohlbefindens" konzentriert und die subjektive Selbstempfindung zum ausschließlichen Entscheidungskriterium erhebt. Ebenfalls als utopisch anzusehen ist die Zielvorstellung des „völligen Wohlbefindens". Weiterhin ist eine präzise Definition von „sozialer Gesundheit" auch mit dieser mehrdimensionalen Definition nicht möglich. Auch stehen sich die Begriffe Gesundheit und Krankheit diametral gegenüber (Hurrelmann 2006a: 118-119).

Hurrelmann wendet sich von den anpassungsmechanistischen Vorstellungen Durkheims ab und stellt folgende Definition für den Sozialisationsbegriff auf:

„Sozialisation bezeichnet nach dieser Definition den Prozess, in dessen Verlauf sich der mit der biologischen Ausstattung versehene menschliche Organismus zu einer sozial handlungsfähigen Persönlichkeit bildet, die über den Lebenslauf hinweg in Auseinandersetzung mit den Lebensbedingungen weiterentwickelt. Sozialisation ist die lebenslange Aneignung von und Auseinandersetzung mit den natürlichen Anlagen, insbesondere den körperlichen und psychischen Grundmerkmalen, die für den Menschen die >>innere Realität<< bilden, und der sozialen und physikalischen Umwelt, die für den Menschen die >> äußere Realität << bilden."
(Hurrelmann 2006a:15-16)

Hurrelmann geht davon aus, dass der Mensch zwar stark von seiner Umwelt beeinflusst wird, sie aber zugleich auch aktiv gestaltet. Mit diesem Hintergrund entwickelt Hurrelmann eine Definition von Gesundheit, welche als Weiterentwicklung der WHO-Definition gesehen werden kann.

„Gesundheit bezeichnet den Zustand des Wohlbefindens einer Person, der gegeben ist, wenn diese Person sich körperlich, psychisch und sozial in Einklang mit den jeweils gegebenen inneren und äußeren Lebensbedingungen befindet. Gesundheit ist nach diesem Verständnis ein angenehmes und durchaus nicht selbst-verständliches Gleichgewichtsstadium von Risiko- und Schutzfaktoren, das zu jedem lebensgeschichtlichen Zeitpunkt immer erneut hergestellt werden muss. Gelingt das Gleichgewicht, dann kann dem Leben Freude und Sinn abgewonnen werden, ist eine produktive Entfaltung der eigenen Kompetenzen und Leistungspotenziale möglich und steigt die Bereitschaft sich gesellschaftlich zu integrieren und zu engagieren." (HURRELMANN 2006: 7)

2.2 Sozialisationstheorie

Sozialisation beschreibt einen lebenslang andauernden komplexen Austausch-, Anpassungs- und Entwicklungsprozess. Welcher zwischen Individuum und seiner Umwelt stattfindet. Wobei sich der Begriff Umwelt gleichermaßen auf ökologisch-ökonomische Rahmenbedingungen, Schichtzugehörigkeit und soziale Bindungen bezieht.

Die Sozialisationstheorie beschäftigt sich mit der zentralen Frage, wie ein Mensch mit seiner genetischen Ausstattung an Trieben und Bedürfnissen und seinem angeborenen Temperaments- und Persönlichkeitsmerkmalen zu einem selbstständigen Subjekt mit der Fähigkeit zur Selbstreflexion wird und es schafft, dabei die Anforderungen von Kultur, Ökonomie, und ökologischer Umwelt zu bewältigen(Hurrelmann 2006: 128).

2.2.1 Der soma-psycho-sozio-ökonomische Ansatz

Nach Hurrelmann bezieht sich die Realitätsverarbeitung auf vier ineinandergreifende Systeme. Welche durch ihr Wechselspiel die Gesundheitsentwicklung beeinflussen.

Hurrelmann benennt hierzu die Systeme

- Körper (Soma),
- Psyche,
- soziale Umwelt und
- physische (Öko-) Umwelt

Diese Systeme müssen im Lebenslauf im Gleichgewicht gehalten werden. Äußere und innere Anforderungen dürfen nicht dauerhaft in einem Widerspruch zueinander stehen. Sonst kann die innere Realität nicht produktiv verarbeitet werden und eine aktive Auseinandersetzung mit der äußeren Realität wird gehemmt. (Hurrelmann 2006: 129)

2.2.2 Das Konzept der Entwicklungsaufgaben

Hurrelmanns Sozialisationsmodell bedient sich des Konzeptes der Entwicklungs-aufgaben, welches den Erziehungswissenschaften entstammt. Hier geht er ur-sprünglich von drei Lebensphasen

- Kindesalter,
- Jugendalter,
- Erwachsenenalter

aus (Hurrelmann 2007: 37).

Für die Gesundheitssoziologie sind diese drei Lebensphasen allerdings nicht aus-reichend, so das Hurrelmann diese um die Phase des hohen Alters erweitert.

Die verschiedenen Lebensphasen stellen an das Individuum spezifische An-forderungen an die Auseinandersetzung mit der äußeren und inneren Realität.

Damit positive Impulse für die Persönlichkeitsentwicklung und Gesundheits-dynamik entstehen können muss es dem Individuum gelingen die an es im Lebenslauf gestellten Entwicklungsaufgaben im körperlichen, psychischen, sozialen und ökologischen Bereich mit Hilfe der sozialen Umwelt zu bewältigen.

Die Entwicklungsaufgaben beziehen sich auf alle genannten Systeme:

System	Entwicklungsaufgabe
Körper	Akzeptanz der sich aus den Phasen des Lebenslaufs ergebender charakteristischer, unvermeidlicher Veränderungen, bei bewusster Beeinflussung um eine fortbestehende Gesundheits-dynamik zu schaffen.
Psyche	Akzeptanz der eigenen psychischen Grundstruktur. Registrieren der im Lebenslauf typischen unvermeidbaren Veränderungen und Neueinstellung von persönlichen Dispositionen zur Sicherung der Gesundheitsdynamik.
Soziale Umwelt	Einstellung auf die soziale, kulturelle und ökonomische Lebens-lage und Ausrichtung der Lebensführung auf die hiermit einher-

	gehenden Alltagsbedingungen bei gleichzeitiger Ausschöpfung der Gestaltungsmöglichkeiten um die Voraussetzungen für eine Gesundheitsdynamik zu schaffen.
Physische Umwelt	Einstellung von Körper und Psyche auf die gegebenen räumlichen, technischen und ökologischen Anforderungen um Voraussetzungen für eine Gesundheitsdynamik zu schaffen.

Tabelle 1: Bezug der Entwicklungsaufgaben auf die Systeme (Hurrelmann, 2006: 130-131)

Die erfolgreiche Bewältigung von Entwicklungsaufgaben in den einzelnen Lebensphasen werden vom Individuum als bestandene Herausforderung wahrgenommen und haben somit positive Auswirkungen auf die Gesundheitsdynamik. (Hurrelmann 2006: 131)

2.2.3 Das Sozialisationsmodell

Unter Berücksichtigung des Lebenslaufbezugs kann die Ausgangslage von sozialen und personalen Bedingungen für die Gesundheits- und Persönlichkeitsentwicklung konkret dargestellt werden.

Das Gelingen bzw. nicht Gelingen der produktiven Realitätsverarbeitung und das Bewältigen bzw. nicht Bewältigen der Entwicklungsaufgaben löst eine Gesundheits- oder Krankheitsdynamik aus. (Hurrelmann 2006: 131)

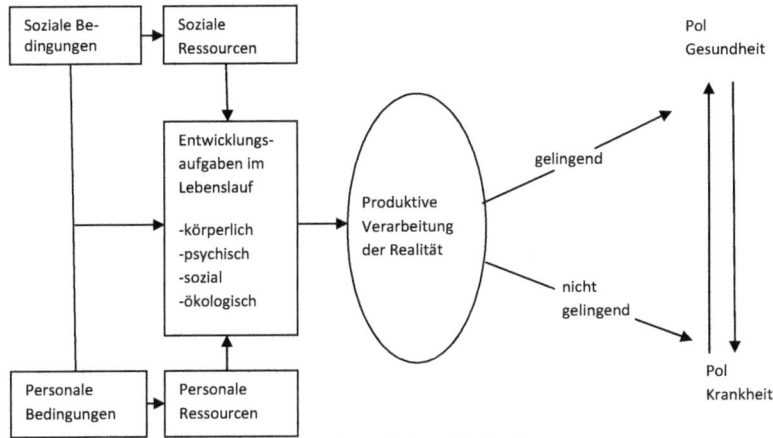

Innere Realität-subjektive Lebenswelt und biografische Lage

Abbildung 1: Das Sozialisationsmodell
Quelle: Hurrelmann 2006: 132

2.3 Gesundheits- und Persönlichkeitsentwicklung

Hurrelmann bezeichnet Gesundheit in Anlehnung an die WHO Definition und in Abgrenzung zur biomedizinischen Sichtweise als einen „... Zustand des Wohlbefindens einer Person, der gegeben ist, wenn diese Person sich körperlich, psychisch und sozial in Einklang mit den jeweils gegebenen inneren und äußeren Lebensbedingungen befindet. ...“
(Hurrelmann 2006: 7).

Dieser Definition folgend umfasst Gesundheit physische, psychische, soziale sowie ökonomische Aspekte welche sich im Lebenslauf verändern und vom Individuum den Einsatz von Bewältigungsstrategien fordern um das Gleichgewichtsstadium zu halten bzw. herzustellen welches maßgeblich für das Wohlbefinden und die Gesundheitsentwicklung ist.

Daher steht Gesundheit in engem Zusammenhang mit der Entwicklung der Persönlichkeit eines Individuums. Erworbene Verhaltensweisen und Einstellungen wirken sich ebenso auf die Gesundheitsentwicklung aus wie sich auch Beslastungsfaktoren (z. B. Krankheitssymptome) auf die Persönlichkeitsentwicklung auswirken. Hier zeigt sich der kausale Zusammenhang zwischen Gesundheit und Sozialisation.

2.4 Belastungsfaktoren und Bewältigungsstrategien

Nach Hurrelmann stellt Gesundheit keinen absoluten Zustand dar, sondern beschreibt einen Prozess in welchem es Abstufungen von relativer Gesundheit bzw. relativer Krankheit gibt. Der Grad der Gesundheit, bzw. Krankheit ist abhängig von den individuellen Belastungen, den individuellen Bewältigungsstrategien und Ressourcen. Gesundheit entsteht demnach aus dem Gleichgewichtszustand zwischen Belastung durch Risikofaktoren und deren Kompensation durch entsprechende Ressourcen. (Vgl. Hurrelmann 2006)

2.5 Krankheitsursachen und Risikofaktoren

In den Industrieländern zeichnet sich eine Verschiebung des Krankheitsspektrums von den akuten zu den chronischen Erkrankungen ab (vgl. Böhm 2009: 31). Dies führt dazu, dass es oft nicht mehr möglich ist, die Entstehungsursachen der Erkrankungen eindeutig zu identifizieren. Im Gegensatz zu den akuten Infektionskrankheiten bei denen ein kausaler Zusammenhang zwischen Krankheit und Ursache zu erkennen ist gehen wir hier von einem Risikofaktorenmodell aus. Dieses Modell bringt bestimmte Risikofaktoren in Verbindung mit der Entstehung einer chronischen Erkrankung. Hier werden auch Bedingungen wie individuelle Dispositionen, soziale und ökonomische Bedingungen berücksichtigt.

2.6 Ressourcen und Bedingungsfaktoren

Hurrelmann identifiziert verschiedene Faktoren die er als Bedingungsfaktoren für Gesundheit und Krankheit bezeichnet:

Personale Faktoren:
- genetische Disposition
- körperliche Konstitution
- psychische Konstitution
- Behinderungen
- Ethnische Herkunft

Verhaltensfaktoren:
- Essgewohnheiten
- Körperliche Aktivität
- Spannungsregulation
- Tabak- und Alkoholkonsum
- Drogenkonsum
- Sexualverhalten
- Hygieneverhalten
- Selbstvertrauen
- Selbstwirksamkeitsüberzeugung
- Bewältigungskompetenzen
- Vorsorgeverhalten

Verhältnisfaktoren:
- Sozioökonomischer Status
- Bildungsangebote
- Wirtschaftliche Verhältnisse
- Arbeitsbedingungen
- Politische Stabilität
- Migrationsstatus
- Wohnverhältnisse
- Verkehrssicherheit

- Luft, Wasser- und Bodenqualität
- Hygienebedingungen
- Freizeitmöglichkeiten
- Qualität der Versorgungsangebote

(Hurrelmann 2006: 21-22)

Besondere Bedeutung kommt dem Zusammenwirken dieser Bedingungsfaktoren im Lebenslauf zu. Je nach Zusammentreffen von positiven und negativen Faktoren kann Gesundheit oder Krankheitsentstehung begünstigt werden. Ungünstige Arbeitsbedingungen können z. B. durch positive Freizeitmöglichkeiten ausgeglichen werden.

Es zeigt sich, dass die im Lebenslauf auftretenden physischen, psychischen und sozialen Belastungen nur mit Hilfe der individuell sozialisierten Handlungskompetenzen und Verarbeitungsstile im Umgang mit Lebensereignissen bewältigt werden können.

3. Gesundheitsverhalten und Gesundheitsentwicklung im Lebensverlauf

Im folgenden Teil möchte ich auf die Besonderheiten der Gesundheitsentwicklung und des Gesundheitsverhaltens bezogen auf die einzelnen Lebensphasen (Kindheit, Jugend, Erwachsenenalter, hohes Alter) darstellen. Jede dieser Phasen stellt besondere Anforderungen an das Individuum und seine soziale Umgebung.

3.1 Die Schlüsselrolle des Gesundheitsverhaltens

Das „Gelenkstück" zwischen personalen und den Verhältnisfaktoren bilden die Verhaltensfaktoren. Fehlanpassungen zwischen physischen und psychischen Ressourcen und äußeren Anforderungen ziehen einen großen Anteil der gesundheitlichen Störungen nach sich. Dies zeigt sich in allen Lebensphasen durch das Auftreten von chronischen Erkrankungen wie z. B. Adipositas, Hypertonie, Diabetes und psychischen Störungen. Es kann daher festgehalten werden, dass die Entscheidung über den persönlichen Lebensstiel von den strukturellen Möglichkeiten begrenzt und vom sozioökonomischen Status, dem Alter, Geschlecht und Bildungsgrad abhängig ist. Das Gesundheitsverhalten wird hierdurch direkt beeinflusst. (Vgl. Hurrelmann, 2006: 23 ff.)

3.2 Gesundheitsbedingende Einflussfaktoren im Kindesalter

Diese erste Entwicklungsphase ist in aller Regel durch die Sozialisation in der Primärfamilie mit ihren individuellen Interaktions- und Kommunikationsstilen, der familieneigenen Struktur, sozioökonomischen und ökologischen Rahmenbedingungen geprägt. Besondere Bedeutung kommt hier den innerfamiliären Lebensgewohnheiten und Verhaltensmustern zu. Hier werden die Grundlagen für z. B. eine mehr oder weniger gesundheitsförderliche Ernährung, Freizeitverhalten, Umgang mit Alkohol und Tabak, Konfliktlösung, Umgang mit anderen Menschen, etc. gelegt.

3.2.1 Familienstrukturen

Bedingt durch den gesellschaftlichen Wandel mit einem Trend zu „Ein-
generationenfamilie" mit nur einem, maximal zwei Kindern und einem hohen
Anteil Alleinerziehender besteht die Gefahr, dass es weniger gefestigte soziale
und emotionale Bindungen innerhalb der Familie gibt. Die kann dazu führen, dass
dem kindlichen Bedürfnis nach Nähe und Geborgenheit nicht in ausreichendem
Maße Rechnung getragen wird. Dies kann wiederum zu ungünstigen Ent-
wicklungen in der körperlichen, geistigen und sozialen Entwicklung der Kinder
führen. Verschärft wird dieser Trend ebenfalls durch die häufige Notwendigkeit
der Erwerbstätigkeit beider Elternteile.

In der modernen Industriegesellschaft beanspruchen Familien häufig staatliche
oder karitative Kinderbetreuungsangebote. Diese ersetzen die früher übliche Be-
treuung und Erziehung der Kinder innerhalb der Mehrgenerationenfamilie. Durch
diese organisierte und professionalisierte Form der Kinderbetreuung ist es möglich gesundheitsfördernd auf die Kinder einzuwirken und z. B. Bewältigungsstrategien für den Umgang mit Belastungen zu vermitteln oder Ernährungs-
gewohnheiten zu beeinflussen.
In Kindertagesstätten oder ähnlichen Einrichtungen haben die Kinder ebenfalls
die Möglichkeit soziale Beziehungen einzugehen und die praktische Anwendung
erlernter Bewältigungsstrategien in einem beschützten Rahmen zu erproben. Die
Kindertagesstätte dient somit als Lern- und Übungsfeld für soziale Kompetenzen.
Ungünstige Familienstrukturen begünstigen Probleme in der Entwicklung, in der
Sprache und im Verhalten. Diese Störungen könnten, wenn sie frühzeitig erkannt
werden, mit geringem therapeutischen Aufwand behoben werden. Allerdings ist
bei Kindern, welche aus ungünstigen sozioökonomischen Schichten Stammen
eine geringe Teilnahme an Vorsorgeuntersuchungen zu erkennen, was eine früh-
zeitige Intervention meist verhindert. (Vgl. Hurrelmann 2006: 27-28)

3.2.2 Interaktions- und Kommunikationsmuster

Die Qualität der Elternbeziehung sowie der Interaktions- und Kommunikations-
stile innerhalb des gesamten Familiensystems ist von entscheidender Bedeutung

für die Entwicklung der Persönlichkeit und die Befriedigung der sozialen und psychophysiologischen Bedürfnisse des Kindes. Ein positives soziales Klima innerhalb der Familie ist durch ein respektvolles und von gegenseitiger Anerkennung geprägtes Miteinander gekennzeichnet. Elterliche Introspektionsfähigkeit und ein reflektierter Umgang mit den eigenen Gefühlen, Wünschen und Vorstellungen, schaffen ein günstiges Lern- und Übungsfeld für die Entwicklung des Kindes. Positiv auf die Entwicklung des Kindes wirkt ebenfalls ein konsequenter, zugewandter und verlässlicher Umgang, flexible Regelorientierung und die Fähigkeit gemeinsame Aktivitäten zu unternehmen. Die genannten Faktoren fördern den Zusammenhalt und die Anpassungsfähigkeit der Familie und ermöglichen so die eigenständige Entwicklung einer Werteorientierung und positiven Grundeinstellung zum Leben. Hierdurch wird bereits in der Kindheit eine Grundlage zur Bewältigung später im Lebenslauf auftretender Lebenskrisen und Belastungen geschaffen (vgl. Hurrelmann 2006: 55).

3.3 Gesundheitsbedingende Einflussfaktoren im Jugendalter

Die Phase des Jugendalters als Übergang von der Kindheit zum Erwachsenenalter wird charakterisiert durch die Pubertät. Welche mit hormonell-physiologischen Veränderungsprozessen einhergeht. Wesentliche Sozialisationsinstanzen sind in dieser Phase die außerfamiliären Lebensbereiche (Gleichaltrigengruppe, Schule, Berufsausbildung und erste Arbeitsstätte).

In der Pubertät erfolgt in aller Regel die Ablösung der Jugendlichen von ihren Eltern. In dieser Phase wird das Gesundheitsverhalten weniger von dem Verhalten der Eltern und deren Vorbildfunktion beeinflusst, als dies in der Kindheit der Fall ist. Die Jugendlichen wenden sich von den Eltern ab und schaffen eine innere Distanz zu ihnen. Gleichzeitig steigt die Bedeutung der Gleichaltrigengruppe deutlich an. Verhalten, welches für soziale Anerkennung und Attraktivität in der Peergroup sorgt, gewinnt an Bedeutung. Ein Großteil der in dieser Phase erworbenen Verhaltens- und Kompensationsmuster (Tabak, Alkohol, Drogen) wird auch im Erwachsenenalter beibehalten. Das bedeutet, dass die in der Jugendphase erworbenen Verhaltensmuster auf lange Sicht richtungsweisende Impulse für den Gesundheitsstatus setzen.

In der Jugendphase werden Unterschiede im sozioökonomischen Status besonders im Gesundheitsverhalten der Jugendlichen bemerkbar. Je niedriger der Status, der jugendlichen ist, desto schlechter sind das Ernährungsverhalten, was zu Übergewicht und den daraus resultierenden Folgeerkrankungen (Diabetes, Hypertonie) führt. Laut der Health Behaviour in School Children (HBSC) Studie zeigt sich ebenfalls ein unterschied im Bezug zum Konsum psychoaktiver Substanzen. Besonders zeigt sich dies am Beispiel des Rauchens bei Mädchen. Hier ist der Anteil der regelmäßigen Raucherinnen aus niedrigen sozioökonomischen Verhältnissen etwa um den Faktor 1,5 höher als der Anteil der Raucherinnen in der Refferenzgruppe (gute sozioökonomische Verhältnisse). (Vgl. Hurrelmann 2006: 29-32)

3.4 Gesundheitsbedingende Einflussfaktoren im Erwachsenenalter

Im Erwachsenenalter zeigt sich eine signifikante Geschlechterdifferenz hinsichtlich der Morbidität und Mortalität.

Frauen erkranken häufiger, diese Erkrankungen führen aber seltener zum Tode. Sie leben allgemein gesundheitsbewusster und nehmen medizinische Angebote häufiger in Anspruch.

Folgende Hypothesen werden hierfür angeführt:

- Frauen reagieren empfindlicher auf Körpersignale als Männer.
- Frauen legen größeren Wert auf die Qualität ihrer Primärbeziehungen.
- Frauen neigen zu einem weniger mechanistischen Körperbild als Männer.
- Frauen gehen gesundheitsförderlicher mit ihren Emotionen und sozialen Beziehungen um.

Zusammenfassend kann festgestellt werden, dass Frauen in ihrem gesamten Lebenslauf insgesamt weniger riskanten Lebensbedingungen ausgesetzt sind. (Badura et al.: 2006: 193-194)

Im Erwachsenenalter stellt die Erwerbstätigkeit einen zentralen Faktor für die Gesundheit dar. Dies begründet sich darin, dass erwachsene Menschen im Normalfall einen Großteil ihres Tages an ihrem Arbeitsplatz verbringen. Verschiedene Studien haben sich mit dem Einfluss der Arbeits- und Berufsbedingungen auf die Gesundheit der Erwerbsbevölkerung befasst. Aus den Untersuchungen von Kornhauser (1965), Kohn und Schooler (1983), Siegrist (1996) und Waller lassen sich folgende Aussagen ableiten:

- Je niedriger der Grad an Selbstbestimmtheit, desto größer das subjektive Stresserleben.
- Eine schlechte Beziehung zwischen Leistung und Belohnung erweist sich als Risikofaktor für die Gesundheit.
- Durch die schnelle technische, vor allem kommunikationstechnische Entwicklung kommt es vermehrt zu psychischen Gesundheitsstörungen.

Hier zeigt sich, dass es zum Erhalt der Gesundheit der Erwerbsbevölkerung und somit auch zur Steigerung der Produktivität notwendig ist den Arbeitnehmern die Möglichkeit zu geben an der Gestaltung ihrer Arbeitsprozesse mitzuwirken und ein positives, wertschätzendes Betriebsklima zu schaffen. Gleichermaßen sollte den Erwerbstätigen Anerkennung in Form von leistungsgerechter Bezahlung und Aufstiegsmöglichkeiten entgegengebracht werden. (Vgl. Hurrelmann 2006: 43-44)

Nicht zu unterschätzen ist auch das Risiko des Arbeitsplatzverlustes bzw. eine eingetretene Arbeitslosigkeit auf die Gesundheit. Bereits drohende Arbeitslosigkeit führt bei den meisten Betroffenen und deren Familien zu psychosomatischen Beschwerden wie Schlafstörungen, Kopfschmerzen, Magenbeschwerden und Herzbeschwerden. Kommt es zum Verlust des Arbeitsplatzes, steigt das Risiko von Gesundheitsbeeinträchtigungen weiter an. Es kommt häufig zu Herzkrankheiten, Bluthochdruck, Störungen der Verdauungsorgane, psychischen Erkrankungen (inkl. Aggressivität und Suizidalität). Häufig verlieren Arbeitslose ihre Tagesstruktur und Teile ihres sozialen Umfeldes. Hinzu kommt eine Beeinträchtigung ihres Selbstwertgefühls. (Vgl. Hurrelmann 2006: 42-46)

In der heutigen Zeit beherrscht nicht mehr die „traditionelle Familie" (Mutter, Vater, zwei Kinder) das Bild des Zusammenlebens in Deutschland. Der Anteil an Kinderlosen Paaren steigt stetig an. Einelternfamilien, nicht eheliche Lebensgemeinschaften, gleichgeschlechtliche Lebensgemeinschaften sind keine Seltenheit mehr.

Es zeigt sich, das ein Zusammenhang zwischen privaten Lebensformen und Gesundheit besteht.

- Verheiratete haben im Vergleich zu Ledigen eine höhere Lebenserwartung und eine geringere Sterblichkeit.

- Einelternfamilien schneiden im Blick auf die gesundheitliche Belastung relativ schlecht ab.

- Starke gesundheitliche Belastungen treten auch in Familien auf, in denen ein Familienmitglied gepflegt werden muss.

- Einsame und sozial isolierte Menschen sind vergleichsweise häufig krank.

(Vgl. Hurrelmann 2006:48-50)

Dies zeigt, dass familiäre Lebensformen, private und berufliche Belastungen einen unmittelbaren Einfluss auf den Gesundheitsstatus ausüben.

3.5 Gesundheitsbedingende Einflussfaktoren im hohen Alter

Auch im hohen Alter bleiben die zum Teil bereits in der Kindheit erworbenen Muster des Gesundheitsverhaltens noch bestehen. Erfreulicherweise hat sich der Gesundheitszustand der älteren Bevölkerung in der Bundesrepublik seit den 1980er Jahren deutlich verbessert. Die demografische Entwicklung hat zu einer stetigen Alterung der Gesellschaft geführt, was wiederum die Erhöhung des Renteneintrittsalters bedingt. Hieraus lässt sich nun ableiten, das es notwendig ist die immer älteren Arbeitnehmer körperlich und psychisch gesund zu erhalten, damit diese dem Arbeitsmarkt länger zur Verfügung stehen und ihr zum Teil enormes Fachwissen in den Arbeitsprozess einbringen können.

Der Eintritt in das Rentenalter führt bei manchen Menschen zum Verlust der ge-wohnten Tagesstruktur, des Selbstwertgefühls und zu sozioökonomischen Ein-schränkungen. Gelingt es nicht diese Einflussfaktoren auszugleichen, kann es zu negativen Impulsen für den Gesundheitsstatus kommen.

4. Fazit und Ausblick

Das hier vorgestellte Sozialisationsmodell von Klaus Hurrelmann lenkt den Blick weg von der rein medizinischen Sichtweise, die sich allein auf das Erkennen und Behandeln von Krankheiten konzentriert, hin zu einer ganzheitlichen, die soziostrukturellen Zusammenhänge im Lebensverlauf berücksichtigenden Sichtweise, die auf die Förderung der Gesundheit ausgerichtet ist.

Hurrelmann beschreibt prägnant die in den jeweiligen Lebensabschnitten (Kindheit, Jugend, Erwachsenenalter und hohen Alter) zu bewältigende Entwicklungsaufgaben und die zur erfolgreichen Bewältigung notwendigen personalen und sozialen Bedingungen und Ressourcen.

Um zukünftig Gesundheit zu fördern und somit das entstehen Krankheiten zu verhindern, bzw. zu reduzieren, ist es notwendig in allen Lebensphasen positive auf die Entwicklung des Einzelnen einzuwirken und günstige Entwicklungs-, Lebens- und Arbeitsbedingungen zu schaffen. Hier ist ein vernetztes und koordiniertes Zusammenwirken aller beteiligten Systeme (Familie, Erziehungs- und Bildungssystem, Gesundheitssystem, Arbeisumfeld, etc.) notwendig. Besonderer Bedeutung kommt meiner Auffassung nach der Förderung sozialer Kompetenzen in der Kindheit zu, da bereits hier die Grundlagen für einen gesundheitsförderlichen Lebensverlauf gelegt werden.

Gesundheitsförderung ist eine grundlegende Aufgabe der Gesellschaft, der Gesundheitsstatus des Einzelnen lässt somit auf das Gesundheitsverhalten der Gesamtgesellschaft schließen. Sollte es zu einem Umdenken von der auf die Behandlung von Erkrankungen gerichteten Herangehensweise, hin zu einem auf die Entwicklung von gesundheitsförderlichen Ressourcen und Kompetenzen gerichteten Ansatz kommen. Besteht die Möglichkeit die Entstehung von chronischen Krankheiten zu verhindern und im Sinne der WHO Definition für Wohlbefinden zu sorgen.

Literaturverzeichnis

Böhm, K., Tesch-Römer, C., Ziese, T.(2009): Beiträge zur Gesundheits-
berichterstattung des Bundes, Gesundheit und Krankheit im Alter, Berlin:
Robert Koch-Institut

Dörner, K., Plog, U. (2000): Irren ist menschlich, Lehrbuch der
Psychiatrie, Psychotherapie, 2. unveränderte Auflage der Neuausgabe
1996, Bonn: Psychiatrieverlag

Hildebrand, H. (1998): Pschyrembel, Klinisches Wörterbuch, 258. Auflage,
Berlin: de Gruyter

Hurrelmann, K. (2006): Gesundheitssoziologie, 6. Völlig überarbeitete Auflage,
Weinheim und München:
Juventa Verlag

Hurrelmann, K. (2006a): Einführung in die Sozialisationstheorie, 9. Unveränderte
Auflage, Weinheim und Basel: Beltz Verlag

Hurrelmann, K.et al.(2006b): „Entwicklung und Perspektiven der
Gesundheitswissenschaften in Deutschland." In: Hurrelmann, K. / Laaser,
U.(Hrsg.): Handbuch Gesundheitswissenschaften, Weinheim und
München: Juventa Verlag S. 11-46

Hurrelmann, K. (2007): Lebensphase Jugend, Eine Einführung in die Sozial-
wissenschaftliche Jugendforschung, 9. aktualisierte Auflage, Weinheim und
München: Juventa Verlag

Waller, H.: Gesundheitswissenschaft, Studienbrief 1, Einführung und Gesundheitskonzepte im Überblick (Studienbrief der Hamburger Fern-Hochschule)

WHO: Constitution of the World Health Organization (1946)
Online im Internet:
http://www.who.int/governance/eb/who_constitution_en.pdf
[Stand: 04.01.2009]

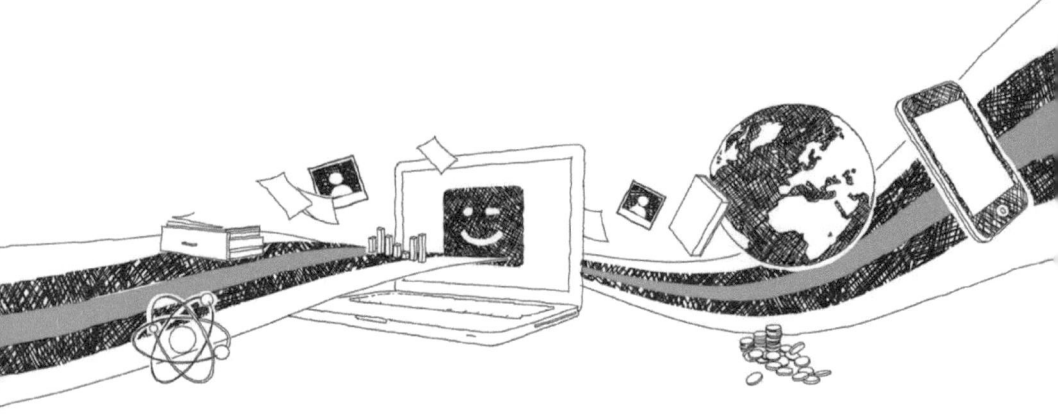
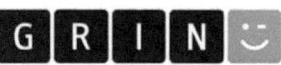